LES INSTINCTS
DES MALADES

PEUVENT-ILS

SERVIR A LEUR GUÉRISON

PAR

CH. BOILLET

DOCTEUR EN MÉDECINE DE LA FACULTÉ DE PARIS
MÉDECIN DE LA CRÈCHE DU XIe ARRONDISSEMENT
EX-ATTACHÉ AU BUREAU DE BIENFAISANCE

Vivre pour la vérité

PARIS

AUGUSTE LEFRANÇOIS, LIBRAIRE-ÉDITEUR
17, boulevard des Filles-du-Calvaire, 17

—

1870

LES INSTINCTS

DES MALADES

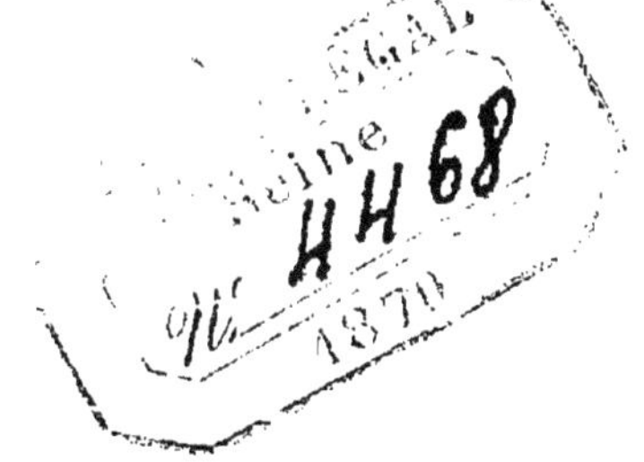

PARIS

Imprimerie Édouard BLOT, 7, rue Bleue

Au coin de la cité Trévise

—

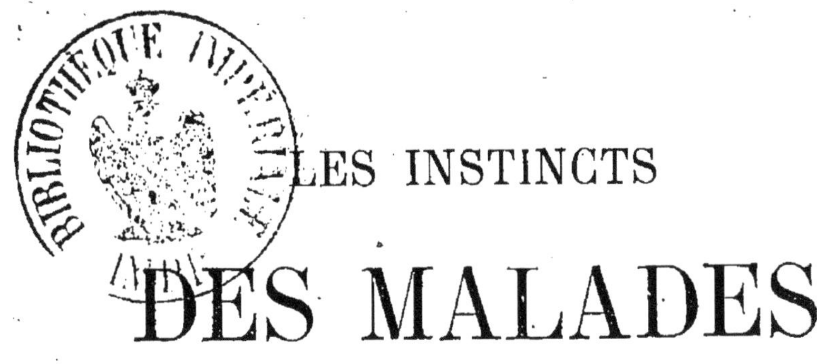

LES INSTINCTS
DES MALADES

PEUVENT-ILS

SERVIR A LEUR GUÉRISON

PAR

CH. BOILLET

DOCTEUR EN MÉDECINE DE LA FACULTÉ DE PARIS
MÉDECIN DE LA CRÈCHE DU XIe ARRONDISSEMENT
EX-ATTACHÉ AU BUREAU DE BIENFAISANCE

Vivre pour la vérité.

PARIS

AUGUSTE LEFRANÇOIS, LIBRAIRE-ÉDITEUR
17, boulevard des Filles-du-Calvaire, 17

—

1870

AVANT-PROPOS

L'humanité souffrante a le choix
entre les docteurs et les simples médecins dédaigneusement appelés « of-
ficiers de santé. » Réelle au double
point de vue de la chirurgie, dont elle
n'est pourtant pas la seule condition,
et d'une érudition qui peut trouver
son emploi fastueux dans la rhéto-
rique des tribunes, cette distinction
blessante devient presque arbitraire
dans le courant ordinaire de la pratique. — La formule pompeuse du titre
n'implique, ni n'exclut la noblesse du

cœur non plus que la délicatesse de la conscience, et c'est surtout par là que le praticien mérite estime, reconnaissance et considération. — Malades qui me lisez, quel meilleur médecin pourriez-vous choisir que celui qui possède ces qualités d'où les autres découlent ?

LES INSTINCTS

DES MALADES

PEUVENT-ILS

SERVIR A LEUR GUÉRISON

Des instincts chez les malades

Commençons par déclarer qu'il n'est nullement question ici des *instincts* qui se rattachent à la *bosse du crime*. — Aux avocats de plaider leur fatalité, afin de dégager d'autant le libre arbitre, c'est-à-dire la responsabilité de leurs équivoques clients, et de tâcher ainsi, à force de brillants et pathétiques mouvements d'éloquence, de gagner à leur cause le cœur, sinon toujours l'austère raison des juges.

Nous n'avons *dans l'espèce aucune qualité pour cela*, puisque nous n'appartenons ni au barreau ni à la magistrature ; mais, ayant l'honneur non moins grand d'exercer la médecine, nous ne croyons point prévariquer ni sortir de notre domaine en nous proposant de consacrer quelques pages à ce qui concerne les désirs et les répugnances d'ordre physique qui se manifestent plus ou moins chez la plupart des malades dont la raison n'est pas troublée.

Quelle est leur signification ? Faut-il

en tenir compte, et dans quelle mesure?

Au nom d'une expérience déjà longue et passablement concluante, puisqu'elle se compose de quinze années de pratique *à tête reposée* et d'un important service de consultations dans un bureau de bienfaisance de la capitale, nous pensons, sans nous croire présomptueux, avoir le droit d'affirmer qu'en général les *appétits* et les *dégoûts* traduisent assez fidèlement les intimes besoins de l'organisme, et que, dans l'immense majorité des cas de *maladies internes*, il importe au médecin de s'en inspirer s'il veut augmenter la puissance de ses moyens d'action, car ils lui prêteraient alors un concours des plus précieux, de même qu'ils constitueraient un réel élément de force dans les affections même les plus chroniques pour qui daignerait les prendre en considération.

Cette assertion d'apparence quelque peu hérétique et qui, jusqu'ici, n'a point encore été, croyons-nous, nettement formulée, ne sera probablement pas du goût de tout le monde. Elle risque fort de froisser en particulier un certain nombre de *songe-creux* qui se livrent, à propos des infirmités humaines, à tout le dévergondage de leur romanesque imagination, et enfantent ainsi des chimères et des élucubrations

de cabinet qu'ils n'hésitent pas à procla-
mer comme le *véritable mot de l'é-
nigme*, malgré les déceptions qui s'en-
suivent pour leurs trop confiants dis-
ciples, mais dont leur aveuglement
paternel est, comme cela se conçoit, incapable de s'apercevoir. — « *Périsse
l'univers plutôt qu'un système.* » — Telle
est la devise fanatique de tous ceux qui
croient en inventer... Telle est la *voix
du sang*.

Nous sommes loin d'avoir cet enthousiasme d'énergumène *pour la chose*. —
Quelle que soit la provenance ou le
lignage d'une théorie, sa noblesse et sa
valeur ne s'affirment à nos yeux que

dans les faits qui la sanctionnent ; de plus, nous n'avons jamais fait partie des bandes naïves qui jurent sans sourciller sur la *foi du maître*. Il nous a toujours paru plus logique et par conséquent préférable de ne rien accepter sans un loyal contrôle, et de considérer les phénomènes comme la seule et véritable *pierre de touche* des opinions.

— C'est ainsi que nous avons tâché de procéder jusqu'ici, et de même que, sans nous croire plus infaillible qu'un autre, nous avons osé penser quelque peu par nous-même, de même aussi, sans qu'aucune crainte pusillanime nous retienne, nous osons écrire et soumettre hardiment à la critique ce que nous pensons. — Tant pis si notre franchise semble roide à quelques-uns qui, d'ailleurs, pourront nous répondre !... — La vérité mérite bien quelques sacrifices, et les mauvais compliments reçus en son nom valent mieux encore que le silence. — Donc, que ceci ne nous trouble pas, et continuons.

Comme nous voudrions être bref, ce qui n'est pas un mince mérite, la meilleure manière d'entrer d'emblée au cœur de notre important sujet consiste, ce nous semble, non pas à imaginer, mais tout simplement à esquisser, *sous un jour particulier,* trois ou quatre types morbides des plus réels, des plus fréquents, qui suffiront sans doute à matérialiser notre pensée et peut-être, Dieu le veuille! à donner dans une carrière trop abandonnée l'essor à de légitimes et fécondes inductions.

Justement fier pour notre compte d'un titre qui, par son objet, est le premier de tous, et dont les plus humbles comme les plus grands sont tôt ou tard les tributaires, il est bien entendu que nous sommes à cent lieues de songer à supprimer ou à déconsidérer le médecin. — Lui seul, en effet, sagement éclairé par l'indispensable flambeau de l'anatomie et de la physiologie, est capable d'interpréter exactement les troubles de l'organisme et d'en déduire les moyens rationnels d'y remédier; d'ailleurs ses préjugés, s'il en a, sont assurément moins grossiers et surtout moins funestes que les fausses idées du public, qui *pleuvraient dru comme grêle* sur le malade si sa présence ne le préservait de pareille *inondation* et ne lui tenait vraiment lieu d'indispensable *cordon sanitaire;* enfin, le nombre des faits qui, en dépit d'un scepticisme de mauvaise foi, restent dûment acquis à la science, ainsi que les irrécusables moyens d'agir utilement lorsque, dans ses fréquentes défaillances, la nature a besoin d'auxi-

liaires, composent un assez lourd bagage
et supposent une laborieuse initiation et
un apprentissage difficile que toutes les
prétentions du monde ne sauraient rem-
placer. — Nous voulons tout simple-
ment dire qu'il est toujours bon de
prendre conseil de la nature, même
dans les cas où l'intervention de l'art est
des plus nécessaires, et que, dans un
grand nombre d'autres, on ne risque-
rait rien de respecter ses libres allures.
— Attentivement interrogée et prudem-
ment obéie dans ses impulsions comme
dans ses répugnances, elle serait souvent plus apte à gérer ses propres af-
faires que la manière saugrenue des

praticiens *fantaisistes* qui, sans un sérieux examen des différents rouages et de leur jeu respectif, et systématiquement sourds aux instincts des malades, méconnaissent, subjuguent et ne paralysent que trop souvent les efforts conservateurs de l'organisme au nom des vieux clichés de la routine ou bien de *conceptions délirantes* d'origine plus moderne, mais de source non moins impure, et qui, par conséquent, n'en valent pas mieux. — On le voit, nous ne faisons allusion ici qu'aux seuls médecins qui s'obstinent à voir dans la nature une marâtre hostile et indigne de tout égard ; quant à ceux qui la jugent plus favorablement, ils sont en si grand nombre que nous ne pouvons avoir affaire à beaucoup de mécontents.

Sur ce, visitons nos trois ou quatre malades.

Le premier qui se présente est, si vous le voulez, atteint d'une fluxion de poitrine (en argot scientifique : *péripneumonie*); or, en pareil cas, la routine, qui n'est pas curieuse, trop pressée d'ailleurs d'abréger des visites dont elle connaît à l'avance l'invariable et maigre tarif, ira tout au plus jusqu'à délimiter la lésion anatomique; puis, satisfaite et même ravie de cette insuffisante découverte, et sans avoir le temps ni le souci de causer un moment avec le reste de l'organisme qui, pourtant, lui pourrait dire d'assez bonnes choses, elle se hâtera d'infliger ses désagréables in- fusions chaudes et non moins désagréa- blement sucrées à qui voudrait bien s'en passer ; puis aussi, avec la même *intel- ligence* et de parti pris, sans nul respect pour un estomac parfaitement sain qui désirerait bien rester tel, engouée d'une méthode parfois utile mais dont il ne faut pourtant pas être toujours idolâtre, elle griffonnera automatiquement la po- tion à *l'ordre du jour*, c'est-à-dire l'iné- vitable looch kermétisé ou émétisé qui, bouleversant de fond en comble un ap-

pareil digestif jusqu'alors d'une irrépro-
chable santé, va *simplifier* la situation
en y ajoutant un désordre de plus. — La
nature, la *nature médicatrice* n'est sans
doute pas toujours de cet avis, comme
souvent le démontrent jusqu'à la dernière évidence ses énergiques révoltes
contre d'intempestifs et antipathiques
remèdes dont ne voudrait assurément
pas toujours pour lui plus d'un de ceux
qui, n'ayant point le temps *d'y voir
clair*, les ont si distraitement prescrits,
sans réfléchir d'ailleurs qu'il est incon-
séquent, sous prétexte de guérison, de
s'attaquer aux organes et aux fonctions
qui ne sont point malades. — Le patient,

si doucement conseillé de son côté par sa science innée, et infiniment plus conscient de ses réels besoins que *l'autoritaire haletant et inattentif* qu'il a fait appeler, *grille de faire une niche* à la *tranchante* et inflexible Faculté en *buvant frais et sans sucre*, et voudrait surtout s'abstenir d'une potion des plus nauséabondes dont la moindre petite envie de vomir ne lui révèle pas l'opportunité. — Hélas ! ses velléités de révolte n'aboutiront à rien. — C'est en vain qu'il ne lui déplairait pas trop d'agir passablement à sa guise comme lorsqu'il se porte bien : « *Son esprit est aussi malade que son corps ;* » l'un et l'autre cessent donc de lui appartenir, et il faut qu'à tout prix, en vertu de cette abdication involontaire de lui-même, il avale le *calice* jusqu'à la dernière goutte.

— Tant pis s'il n'est pas assez raisonnable pour se résigner à comprendre que l'insurmontable potion chargée de... ne pas toujours le guérir, doit, conformément à l'une de ses moins gracieuses qualités, lui faire endurer les *ineffables délices* d'un violent mal de mer. —Donc, il a *tort d'avoir raison* et la *nature* aussi, puisque, malgré les solennelles sentences de l'École, il s'obstine, dans son *gros bon sens*, à considérer le nouveau malaise dont on a la bonté de le gratifier sur sa demande... du contraire, comme un ennemi de plus à combattre.

— C'était bon du temps d'Hippocrate, de laisser jaser un peu les malades et de prêter une oreille compatissante à leurs instincts ; mais , « *autres temps, autres mœurs* » , et... « *nous avons changé tout cela* » . — O Molière !... tu ne mourras pas.

Oui, oui, « *nous avons changé tout cela,* » ô praticiens, mes frères !... Mais cette métamorphose est-elle rien de plus qu'un faux semblant de progrès et de rajeunissement ? Ne sommes-nous pas par certains endroits les dignes con-temporains de nos plus antiques devanciers, dont nous nous gaussons si fort, tout en endossant à notre insu quelques-unes de leurs défroques? — La vraie fontaine de Jouvence prend sa source ailleurs que dans ces vieilles et tyranniques façons d'agir, tout imprégnées d'idées vermoulues et grossières comme les hallucinations cabalistiques qui les ont fait naître. — L'examen complet des différents organes intacts ou non, ainsi que de leur jeu, et la nette intelligence de ce qu'il leur faut comme de ce qu'il ne leur faut pas, sans oublier jamais les appels si instructifs de la nature à la judicieuse sympathie du médecin, voilà ce qui servirait efficacement notre rénovation, car c'est là qu'est la vérité, qui ne vieillit pas comme le mensonge. — Hélas ! suffit-il à la raison de se montrer pour mettre aussitôt en fuite des errements décrépits, impitoyables et inféconds, mais incrustés dans l'esprit comme les naïves légendes du berceau? — L'impression est trop ancienne et trop profonde pour cela. — Donc la routine continue à triompher sur toute la ligne, et alors? — Alors le pauvre patient a *beau cuire dans son propre jus*, avoir la peau calcinée et recouverte d'une lave ardente, les idées reçues et la prévention demeureront impassibles devant son cruel martyre et

iront même jusqu'à bâillonner inexora-
blement ses gémissements et ses cris
d'alarme. Le moyen choisi à cet effet
sera des plus simples ; il consiste dans
un *renouvellement de consommations*
de même cru que les premières et tout
aussi propres qu'elles à continuer le
doux supplice de la question, comme si
ce n'était point encore assez d'une ava-
lanche de couvertures des plus acca-
blantes et d'une chambre dont l'aimable
température permettrait aux œufs de
cuire aisément loin du feu. — Dieu sait
si, par suite de cette brutale, inhumaine
et aveugle façon de procéder, qui ne
rappelle que trop les plus *beaux jours*

de la torture, l'incendie va se gêner pour éclater partout, tandis que le plus simple bon sens aurait généralement fourni les faciles moyens de prévenir ou du moins de modérer ce qui devien-.dra bientôt une épouvantable déflagra-tion. — Chacun sait pourtant, ignorants, savants et érudits, que ce n'est point de *l'huile de pétrole* qu'il faut lancer dans le feu pour l'éteindre, mais de l'eau qui n'a pas besoin d'être chauffée, puisque la plus fraîche est la meilleure. — Pour-quoi cesser de raisonner aussi simple-ment quand il s'agit de malades en pleine combustion ? — Les considéra-tions les plus subtiles et les syllogismes les plus corrects vaudront-ils jamais, en pareille matière, les saines inspirations du bon sens, si compétent en toutes choses, si digne d'être entendu et pourtant si peu écouté. — A quoi donc tient ce tant *pénétrable* mystère ? — Tout bonnement à ce que l'épais coton des préjugés et des faux systèmes bouche bien des oreilles et bien des yeux, et peut-être un peu à ce que quelques-uns d'entre nous, n'aimant pas à *plaisanter sur la morgue doctorale,* sont mal disposés à laisser deviner au malade qu'il pourrait assez souvent collaborer avec nous à sa guérison et nous fournir à cet égard d'assez bons conseils, s'il pouvait *dire son mot.*

Jérémiades inutiles !... Hélas ! la pauvre Cassandre a bien tort de se faire tant de bile et de se lamenter de la sorte ; ses douloureux accents n'obtiendront qu'un prodigieux succès de fou rire. — Tenter d'émouvoir ce qu'il y a de plus inébranlable au monde, c'est-à-dire l'esprit de routine, est une entreprise insensée autant que généreuse, et parfaitement incapable de convertir les esprits passifs qui sont en si grand nombre et ne connaissent que les idées reçues et la *parole du maître.* — Sans ressort, comme sans réaction contre des rêvasseries qu'ils osent ériger en dogmes, et sans que le plus minuscule fait antérieur puisse les encourager dans leur fatal entêtement, ces esclaves de parti pris demeurent obstinément sourds aux cris perçants de la nature, et continuent sans souci, comme sans pré-voyance, à jeter dans la flamme qui dévore le martyr les meilleurs moyens de rallumer des cendres trois fois éteintes.

Passons à un autre malade. — Ce qui domine en lui, c'est de la courbature, des frissons, une soif ardente. — Il désire vivement se coucher dans un lit bien chaud, et en cela, arbitres suprêmes de ses moindres vues, nous aurons

pourtant la faiblesse d'y consentir ;
mais par crainte, peut-être, d'affaiblir
notre autorité, resterons-nous aussi
bons apôtres lorsqu'il va nous deman-
der, à nous ses « SAIGNEURS » *et maî-
tres,* une eau fraîche comme tout ce
qui est sain et pure comme... l'inno-
cence, à la place des odieux breuvages
que nous devrions déguster avant de
les lui offrir, et des potions dont *l'attrait
repoussant* n'est pas toujours suffisam-
ment compensé par leur utilité? —
N'est-il pas à craindre que, beaucoup
trop en selle sur les habitudes tradi-
tionnelles si nuisibles à toute initiative
féconde, quelques-uns d'entre nous

n'aiment mieux rester dans l'ornière que de s'engager librement dans la voie des concessions raisonnables ? Ce n'est point ainsi qu'ils parviendront à comprendre cette remarque pourtant si élémentaire ainsi que tant d'autres, tout aussi accessibles aux esprits affranchis : c'est que si le vif désir du calorique externe s'explique physiologiquement par l'insuffisance du sang dans les vaisseaux capillaires de la peau, l'appétence non moins vive pour les réfrigérants internes répond à une indication tout aussi légitime, puisqu'elle repose non moins solidement sur la turgescence sanguine du tégument muqueux qui ne demande pas mieux que de céder aussi aux saines inspirations des instincts, et dont la cessation rétablissant l'équilibre entre deux vastes surfaces éminemment solidaires, où se passent des actes de première importance, ferait ainsi disparaître tout désordre.

Arrive maintenant la période de réaction, où la peau va devenir le siége d'une chaleur âcre, c'est-à-dire aussi pénible que le froid de tout à l'heure.

— Oh! alors, rien de plus inflexible, de plus intraitable, ni de plus rebelle aux concessions raisonnables que la routine et la prévention, sa *consanguine*.

— L'infortuné n'aura jamais été moins

écouté par les *irréconciliables* de notre profession qui, le cas échéant pour eux, seraient probablement plus élastiques et plus affables envers leur propre personne. — Quant au patient, c'est tout autre chose : ses appétences pour un air frais, des couvertures diaphanes, des boissons sérieusement désaltérantes, deviendront tellement inintelligibles aux yeux de quelques-uns, qu'ils n'hésiteront pas à les regarder comme autant de symptômes de délire ou de complication cérébrale. — Peut-être même ne sera-ce rien de moins que de la *belle et bonne* folie pour certains aliénistes enragés qui jaugent effrontément la

raison des autres d'après leurs bizarre-
ries mentales, et voient des *aberrations
intellectuelles* non chez eux, car les
aliénés se croient toujours très-raison-
nables, mais chez toute personne *assez
singulière* pour n'être pas constamment
de leur avis. — En conséquence, et au
point de vue de ces pontifes de l'hallu-
cination, c'est le sinistre *démon du mal*
qui, pour les conduire à leur perte,
inspire les récalcitrants malades et leur
souffle ses pernicieux conseils sous les
formes les plus traîtreusement aima-
bles. — Par bonheur pour ces impru-
dents qui lancent tant de sourires à
leurs doux instincts et les trouvent si

pleins de charmes, les *vedettes* de la Faculté font bonne garde et vont leur déclarer, sans peut-être dissiper tous leurs doutes, qu'il s'agit là *d'une sueur rentrée*, et qu'il importe de faire sortir la redoutable intruse au plus tôt et à tout prix, dût leur âme... *filer par le même train...* Donc, en avant la rôtissoire, ce délicieux avant-goût de l'enfer, surtout si quelque fièvre éruptive a la cruelle idée. de se mettre de la partie, bien que le judicieux et intelligent *Currie* ait pratiquement démontré qu'en pareils cas, une *sage* réfrigération « *intùs et extrà,* » c'est-à-dire, dans une meilleure langue, « par toutes les voies et par tous les pores, » et dont, d'ailleurs, la plupart des malades sont si friands, est toujours utile... *lorsqu'elle est agréable.* — Hélas ! le courageux et sincère philanthrope n'a fait que prêcher dans le désert et devant les pires de tous les sourds, c'est-à-dire devant ceux qui se bouchent les oreilles tant qu'ils peuvent pour tâcher de ne rien entendre. — Donc, sans appel contre un immuable arrêt, il faut que, malgré toute raison, le pauvre *bipède sans plumes* soit *cuit à point*, et croyez-bien qu'on n'oubliera pas à cet effet de l'arroser, en guise de beurre, avec une ébullition de bourrache, renforcée d'eau

de mélisse, d'ammoniaque ou autres ra-
fraîchissements semblables. — Fût-on
en *plein cœur* de canicule, on se hâtera,
avec la même férocité, de calfeutrer
portes et fenêtres, afin sans doute que
le supplice ne laisse rien à désirer, et
que l'exécution fasse honneur au bour-
reau. — Cette pratique absurde et bar-
bare, qui confondrait les *Caraïbes* eux-
mêmes, affirme la toute-puissance de
ses odieux maléfices dans la petite vé-
role, la scarlatine, la rougeole et la mi-
liaire, qui se livrent à leurs lugubres
ébats sous la zone torride et les frimas
polaires, c'est-à-dire dans les tempéra-
tures extrêmes, mais gardent un main-

tien des plus réservés ainsi que leur bénignité native au sein d'une tiède atmosphère, surtout quand le malade a quelques chances de prendre part aux consultations dont il est l'objet.

Quels sont les doux fruits de ces manœuvres insensées et inhumaines ? — Hélas ! il n'est pas bien difficile de les deviner. — La fièvre, déjà si intense par elle-même et qui n'entraîne que trop souvent des lésions et des désordres proportionnés à sa violence, met ainsi le comble à sa fureur, et maintes fois détermine des ravages faciles à prévenir et même à conjurer, si le malade, dans une question de vie ou de mort à laquelle il n'est pourtant pas absolument étranger, avait toujours, et conformément à ses imprescriptibles droits, *voix délibérative, sinon prépondérante au chapitre*. — Dieu sait si dans plus d'un cas cette voix serait autrement sensée que les formules fantaisistes, systématiques, sceptiques ou distraites, et trop souvent risquées de tout homme de l'art *assez artificiel* pour trébucher, comme à plaisir, dans de ténébreux et funestes errements, au lieu d'éclairer sa marche incertaine au lumineux examen de l'organisme et d'écouter son langage. — Et c'est ainsi que le principal auteur de toute guérison, c'est-à-dire la nature médicatrice, ne trouve trop souvent, au lieu d'interprètes et d'auxiliaires dociles, que d'impitoyables despostes qui la torturent et la mutilent sur le lit de *Procuste* des plus extravagantes comme des plus fausses conceptions.

Si encore, dans leurs rapports avec les malades, nos trop intraitables confrères étaient absolument convaincus qu'il faille invariablement contre-carrer la nature et lui imposer quand même leurs *friandises pharmaceutiques?* — Mais, de grâce, voyez-les à l'œuvre quand il *s'agit de leur peau*, et surtout, en pareille conjoncture, tâchez de suivre leur édifiant exemple. — Dépouillant alors, loin de tout regard indiscret, les superfluités et les hors-d'œuvre de la profession, ils commencent par se placer avec une profonde quiétude sous l'égide tutélaire de la *nature*, et répugnent tellement jusqu'à nouvel ordre à toute substance médicamenteuse, qu'ils seraient assez disposés, s'il faut absolument en passer par là, à *jeter le mouchoir* aux préparations homéopathiques, n'était leur parfaite inutilité en raison de l'eau distillée ou des poudres tout aussi inertes qui les composent, sans qu'il y ait rien de plus, mais qui se recommanderaient si bien par le double mérite de n'avoir aucun goût et de ne pas faire de mal plus qu'elles ne font de bien. Dans cette sérieuse situation, et malgré l'immense affection qu'ils se portent, ils se bornent assez souvent à s'en remettre avec la candeur de la plus naïve ignorance à leurs naturels instincts, beaucoup moins suspects à leurs yeux que les conjectures et les hypothèses dont ils usent si profusément au chevet des clients. Sont-ils courbaturés? ils se couchent. — Ils se fourrent, sans consulter leurs auteurs favoris, dans un lit bien bassiné, s'ils éprouvent des frissons, et comme la *sueur rentrée* cesse d'être de leur goût en ce qui les concerne, ils osent, avec la désinvolture

d'augures en robe de chambre, se dé-
couvrir s'ils viennent à avoir trop chaud,
quoi qu'en puisse penser là dessus «Aris-
tote et sa docte cabale. » — S'ils ont
soif, ils évitent soigneusement d'inter-
roger les propriétés interlopes de tel ou
tel fourrage ; ils tiennent essentielle-
ment à leur existence, et *sentent bien*
qu'ils ne sauraient la compromettre en
s'inspirant bien plus de leurs instincts
que de leur formulaire. Aussi, se per-
mettent-ils libéralement les boissons
qui, sans avoir besoin d'être inscrites
au codex, les séduisent le plus par leur
saveur et leur température ; ils se met-
tent à la diète, s'ils répugnent aux ali-

ments ; dans le cas contraire, *intime-
ment* convaincus de marcher d'accord
avec leur cher estomac, ils trouvent na-
turel, utile et agréable d'obéir à leurs
fantaisies gastronomiques et sont certains en se gouvernant ainsi de faire de
l'excellente médecine, parce qu'ils se
laissent ingénument guider par la nature, et que celle-ci ne saurait les égarer
comme souvent il arrive aux subtilités
et aux arguties de l'école. — Cette con-
duite si instinctive et cette sobriété
pharmaceutique, n'excluent point assurément leur juste confiance dans les
émissions sanguines, les évacuants, le
quinquina, l'opium, etc., dont l'effica-

cité n'est pas douteuse quand on les prescrit en temps opportun ; cela signifie seulement qu'ils tâchent de se passer des meilleurs remèdes, et que, s'ils n'y peuvent parvenir, ils n'y ont du moins recours qu'à bon escient, c'est-à-dire avec un extrême discernement, et après une lente et sûre détermination.

Que n'agissent-ils de même envers leurs clients, qui ne tiennent pas trop non plus à aller *retrouver leurs aïeux*, mais qui voudraient bien aussi suivre la douce pente de leurs instincts et s'affranchir comme eux de toute recette inutile, qui souvent n'a rien de trop agréable et qui, lorsqu'elle est intempestive et énergique, ne peut qu'ajouter à leurs souffrances ?—Sans avoir besoin pour cela d'être plus savants, il suffirait à leur pensée compatissante de prendre constamment la place de leurs malades, qui d'ailleurs n'y verraient aucun inconvénient et la leur céderaient de bonne grâce. — Mais, hélas ! que de raisons les détournent de cette *grande route* du succès et ferment leur cœur à cette identification dévouée, à cette sympathie intime, si propices, si nécessaires aux inspirations généreuses, ainsi qu'à la puissance d'un art que féconderait si bien l'indépendance d'esprit de l'artiste, son cœur sensible et sa conscience honnête, si d'ailleurs il pouvait en retour, comme les favoris de l'aveugle renommée, si gâtés sous ce rapport, compter sur une légitime reconnaissance au lieu d'être obligé, de par un maigre et invariable tarif, de faire en un clin d'œil des visites qui ne sont plus que des courses, et partant de... *couler sa besogne !*

Au nombre des plus redoutables ennemis de notre art, comme de toute spontanéité féconde, se dresse au premier rang la sempiternelle routine, cette vieille idiote, atteinte de surdi-mutité congéniale, qui parque son troupeau d'esclaves dans le cercle étroit des préjugés et des prohibitions les plus funestes. — Nul doute que ses inepties ne l'emportent de beaucoup sur les meilleurs moyens de ne jamais guérir les malades; mais, par bonheur, la nature est là qui veille sur les ingrats, d'ailleurs avec la plus noble abnégation, puisque ceux qu'elle guérit réservent leurs cantiques pour celle dont elle a réparé les bévues; quant à ceux qu'elle n'a pu arracher au trépas; ils éprouvent par le fait un très-sérieux embarras de la parole; mais lors même que leurs larynx reviendraient à la vie, ce ne serait que pour chanter en chœur avec les premiers, car s'il est désagréable de quitter ce bas monde, c'est du moins quelque

chose d'accomplir cet acte suprême, conformément aux *us et coutumes* chargés
de nous..... lancer dans l'éternité, et qui
s'en acquittent si bien.

Heureux temps pour l'humanité souffrante que celui où, de par l'intelligente
équité du malade, tout médecin, quelque humble qu'il soit, pourvu qu'il soit
honnête, pourra, sans nuire à ses plus
graves intérêts, suivre ponctuellement
la voix de sa conscience fatiguée de lui
répéter que les vrais succès sont insépa-
rables d'un patient examen, d'un profond recueillement et d'une ardente
sympathie. C'est alors que son cœur, ré-
chauffé par les témoignages d'une in-

dispensable reconnaissance, sera vraiment à la hauteur de sa laborieuse et sublime mission, et qu'aura cessé pour lui l'*incapacité relative* dont le frappe la maladroite ingratitude du public, qu'il déplore encore plus pour les autres que pour lui-même. —Hélas! il a beau ronger son frein; il faut, en attendant de meilleurs destins, qu'il fléchisse sous les dures nécessités de la situation présente, et qu'il subisse, *sans murmurer trop haut*, le joug des idées reçues. Le malheur veut en effet qu'au point de vue d'inéluctables considérations, il ne soit pas, pour un grand nombre, précisément indifférent de rompre en visière avec les déplorables préjugés dont le monde fourmille et qui lui sont si chers, malgré leurs tristes fruits. Aussi l'instinct de la *conservation personnelle* fait-il un pénible devoir à plus d'un noble cœur et d'un grand caractère de « *tirer son épingle du jeu* » dans une société qui, suivant l'énergique expression du poëte, « *est de glace aux vérités et de feu pour le mensonge.* »

Ne serait-ce point là un des ingrédients de l'élixir de longue vie, où se réconforte la routine à qui nous en voulons tant ? — Cette hideuse vieille au crâne dénudé, aux mâchoires dégarnies, sent bien que ses courtisans s'écœurent à son service; mais elle connaît les moyens de les retenir; elle montre aux uns d'un air menaçant les *fourches caudines* de la nécessité, tandis qu'elle exempte de toute scabreuse responsabilité devant les injustices de l'opinion, ceux qui ne peuvent ou n'osent affronter les préjugés, même au nom des principes les plus sacrés et des plus honorables intentions.

Ce que nous avons dit ne doit laisser aucun doute sur la noblesse et l'importance des attributions que possède à nos yeux l'art de guérir; mais, tout en affirmant l'utile mission du médecin et la nécessité fréquente des moyens dont il dispose, qu'il nous soit permis une fois de plus, d'après une conviction qui se fortifie de jour en jour, de déclarer qu'une large part doit être faite aux instincts des malades envers qui le crime de lèse - humanité est doublement odieux.

C'est, suivant nous, à ce phare lumineux des instincts qu'au milieu des écueils, des embûches et des fréquentes perplexités de la profession, il importerait au praticien de marcher résolûment au lieu de se fourvoyer sans le moindre fil d'Ariane dans l'inextricable dédale de théories fantastiques qui réfléchissent la nature à peu près comme le mensonge réfléchit la vérité. — Cela vaudrait probablement mieux pour l'art et surtout pour les malades, dont les intérêts solidaires n'ont été que trop souvent sacrifiés aux traditions aveugles, aux idées préconçues, aux systèmes insensés, c'est-à-dire aux différentes formes du sophisme, qui n'est que la caricature de la raison. — Donc, parlons du sophisme et surtout ne le ménageons pas.

Maladie bien autrement redoutable que celles qu'il se targue de guérir, le sophisme a enfanté mille erreurs des plus funestes.— C'est lui qui a imaginé l'*humeur*, les *glaires*, la *bile*, etc., et qui,

sous ces ridicules prétextes, sans être
applaudi du moindre coup de sifflet, a
audacieusement biffé la thérapeutique
tout entière au profit d'un seul remède,
le pire de tous : les *purgatifs,* qu'il
donne dans tout et hors de tout, avec
lesquels il achève même et sans remords
de dessécher impitoyablement les mal-
heureux qui demandent instamment à
boire, et ne subissent en échange qu'un
déboire bien autrement cruel que celui
de Tantale ; c'est lui aussi qui, comme
nous l'avons dit à propos des *sueurs
rentrées,* trouve, malgré la violence de
la fièvre, que l'incendie est trop lent à
la besogne et bourre avec frénésie le bû-

cher de combustibles ; c'est encore lui qui, sur un front *écarlate et brûlant...* de recevoir toutes les glaces de la mer arctique, s'empresse, comme un insensé qu'il est, d'appliquer d'*onctueuses* compresses d'*eau sédative* qui agissent exactement en pareil cas avec la grâce *touchante* d'un *aimable* sinapisme sur une affreuse brûlure ; c'est toujours lui qui, pour s'épargner tout effort de pensée, adore à la folie les opinions toutes faites et rapporte machinalement les accidents morbides dont il ne daigne pas chercher la véritable signification aux *nerfs*, aux *vers* ou bien aux *dents* ; en conséquence de quoi, véritable Don Quichotte

d'un art difficile qu'il n'est pas digne de
comprendre, ni de pratiquer, il combat
à outrance d'imaginaires ennemis ou de
paisibles hôtes par des drogues qui
n'ont pas toujours la même inno-
cuité ; c'est lui enfin qui, jugeant des
choses par le nom qu'elles portent,
ou plutôt qu'elles usurpent , donne
sans nul souci des indications, comme,
sans le moindre examen des organes
ni des fonctions, les substances les
plus incendiaires dans un rhumatisme
des plus fébriles , à cause de leur
menteuse étymologie, et ne rate jamais pour la même singulière raison
les infusions de même cru dans des cas

analogues, malgré l'éloquente avidité du patient pour tout ce qui calmerait si bien l'effervescence qui le dévore et dont il ne s'inquiète en rien.

Le sophisme est au bon sens ce que le délire est à la raison ; il en est encore à l'exhilarante plaisanterie des signatures, c'est-à-dire à la *souveraine vertu* du jus de carotte dans la jaunisse à cause de sa couleur, et du *pied d'élan* dans la paralysie en raison de l'agilité de l'animal dont il provient ; c'est lui qui récolte comme une manne céleste les « SIMPLES » des deux hémisphères, et bourre de ses fallacieux produits les neuf dixièmes des bocaux pharmaceu-

tiques que les gens du monde prennent
seuls au sérieux avec la *savante* corpo-
ration de messieurs les herboristes. —
C'est ainsi que, huitième plaie d'Égypte,
pullulent comme des nuées de saute-
relles avides ces innombrables panacées
aux pompeuses réclames qui ne vau-
dront jamais, malgré leur *toilette tapa-
geuse,* un simple atome du bon sens
nécessaire pour comprendre que ces
trompe-l'œil nuisent à l'art de guérir en
favorisant l'empirisme, ainsi qu'aux malades qu'on n'interroge plus que pour la
forme et dont les salutaires instincts
sont passés à l'état de *divagations mentales.*

Qu'il surgisse par intervalles quelque sérieuse découverte ou quelque préparation recommandable; que les narcotiques, le quinquina, le fer, les antiphlogistiques, les évacuants soient, à l'expresse condition de frapper droit et juste, c'est-à-dire d'être judicieusement maniés, des moyens d'action énergiques et de longue date éprouvés, la prévention seule dont nous ne serons jamais l'apôtre est assez injuste pour le nier. Cela ne veut pourtant pas dire qu'il faille ordonner quand même les meilleurs remèdes, ni sans discernement.

Il n'y a pas de spécifiques proprement dits; il n'existe que des indications. —

Les maladies consistent dans le trouble d'une ou de plusieurs fonctions toujours matériellement altérées par une cause directe ou extrinsèque. — La solution des problèmes si complexes et si variables, qui sont le perpétuel tourment des praticiens consciencieux et pénétrés de leurs difficiles devoirs, ne consiste donc pas à se laisser éconduire par l'hypothèse, mais à passer scrupuleusement en revue la machine tout entière, même dans ses parties les plus intactes, afin de ne pas toucher aux rouages qui marchent bien, car ce serait ainsi compliquer la question qu'il importe au contraire de simplifier le plus possible et de ramener à leur état normal les fonctions dérangées sur lesquelles seules on doit agir, sans jamais oublier que, dans bien des cas, l'expectation vigilante l'emporte sur les plus puissants remèdes et que, presque toujours, les instincts dës malades nous fournissent d'utiles leçons et méritent ainsi tous nos égards.

Nous aurions pu nous étendre plus au long sur un sujet dont l'importance ne sera niée par personne et invoquer à l'appui de notre thèse le vaste domaine des maladies qui désolent notre espèce; mais, comme nous nous proposons de publier une étude de *longue haleine* sur la *médecine pratique* telle que nous la

concevons et où cette question sera re-
prise, nous nous bornons aujourd'hui à
cet essai, qui n'a d'autre but que de té-
moigner de notre empressement à servir
les intérêts du malade et aussi du médecin par la revendication de leurs droits
réciproques.

Quelques lignes encore et nous aurons
fini. — Combien de théories factices, de
rêveries et surtout de ruses pharmaceutiques aussi infatuées de leur insolente
prospérité que convaincues de la crédu-
lité humaine, et qui se croyaient im-
mortelles, ne vivent plus maintenant
que par le souvenir de leurs dupes et de
leurs victimes !... — Pour elles, comme

pour tout ce que le ver du mensonge
ronge au cœur, s'est levé le jour trois
fois juste de l'expiation qu'elles ont su-
bie dans la désertion de leurs plus fer-
vents adeptes. — Elles s'étaient adres-
sées aux masses qu'elles savaient faciles
à tromper; mais, dans leur aveugle
outrecuidance, elles n'ont pas compris
que les masses, aussi inconstantes qu'ir-
réfléchies dans leur enthousiasme comme
dans leur mépris, brisent sans scrupule
et sans raison le *fétiche* d'hier pour
celui d'aujourd'hui, qu'elles briseront
demain pour un autre, jusqu'à ce que,
l'ayant *vu à l'œuvre*, elles s'aperçoivent
bientôt que, malgré ses enivrantes pro-

messes, il n'est rien de plus qu'un *far-ceur de la même force* que ceux qu'il a supplantés et qu'il mérite le même sort. — Pourtant le feu sacré n'est pas près de s'éteindre, grâce à la vigilance des gobe-mouches qui l'entretiennent, et ses parfums continuent à brûler pour d'autres *faux dieux* ni plus puissants ni moins suspects. — C'est en vain que, par intervalles, au nom de sa droiture et d'une légitime indignation, quelque âme honnête et que la vérité passionne s'imagine qu'elle va pouvoir porter quelque *bon coup* à l'erreur et au mensonge. — Qu'importe à l'hydre de Lerne une tête de plus ou de moins ? — Ce n'est pas là ce qui lui manque, puisqu'elles repoussent plus nombreuses à mesure qu'on les abat. Pourtant le monstre aura beau faire ; certes il est encore loin de sa dernière heure, mais son semblant d'immortalité ne l'empêchera pas de succomber sous les coups d'Hercule , c'est-à-dire du *bon sens*, *du divin bon sens*, à qui le sceptre de l'avenir appartient. — L'utopie, la routine, les préjugés, les idées préconçues fuiront à son approche comme les ténèbres et les spectres aux premiers rayons du jour.— Mais, hélas ! quand donc luira cette aurore bénie, et pourquoi le rédempteur, depuis si longtemps attendu, laisse-t-il un jour de plus régner l'*Esprit du mal ?*

— Ne serait-ce pas que ce fatal génie, qui semble si nuisible au progrès, lui est au contraire des plus favorables en le retardant dans sa marche, pour que, plus mûrement élaboré, il reste pur de tout alliage ?

Et maintenant, s'il est légitime de souhaiter la diminution des maux qui sévissent sur l'humanité, pourquoi n'aurions-nous pas le droit d'applaudir et même de contribuer dans la mesure de nos forces à la chute de toutes les *fantasmagories* de l'erreur, sans en excepter la *méthode Raspail* qui, malgré ses prétentions au monopole de la philanthropie, continue à faire tant de victimes de même que tant d'apôtres, malgré l'absurdité de ses idées et de ses remèdes ?

Hélas ! que faut-il donc penser de notre espèce, qui s'offre si bénévolement en holocauste aux plus extravagantes comme aux plus funestes rêveries, et, *gobant à la lettre* l'insolente épigraphe d'un manuel de vingt-cinq sous, ne peut avoir qu'un profond mépris pour les médecins qu'on *enfonce* à si bon compte et qu'on marchande en conséquence?— O cécité humaine !...

Notre tâche est à peine commencée; mais, s'il plaît à Dieu, nous la continuerons. — Comme l'ami, qui n'oublie pas au départ que la mort peut l'atteindre avant l'heure désirée du retour, serre pourtant avec espoir la main de son « *autre moi-même* » en lui disant : « *Au revoir* », nous serrons aussi la main du lecteur en formant pour nous, sinon pour lui, le même souhait de retour.

1035. — PARIS. — IMPRIMERIE ÉDOUARD BLOT, RUE BLEUE, 7.

PARIS. — ÉDOUARD BLOT, IMPRIMEUR, RUE BLEUE, 7.

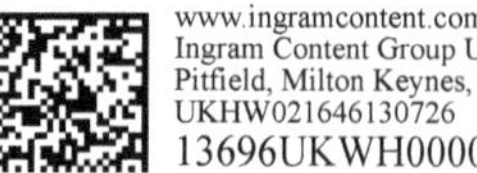

9 782014 103403